SAINT-VALERY-EN-CA[UX]

ET SES

CAPITAINES GARDE-COSTES

DU XVIe AU XVIIIe SIÈCLE

PAR

le Comte d'ESTAINTOT

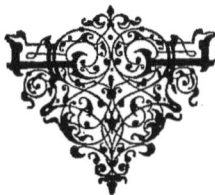

ROUEN

MÉTÉRIE, LIBRAIRE-ÉDITEUR

11, rue Jeanne-Darc, 11.

—

1885

I0068448

L7K
L589

SAINT-VALERY-EN-CAUX

ET SES

CAPITAINES GARDE-COSTES

DU XVIe AU XVIIIe SIÈCLE

PAR

le Comte d'ESTAINTOT

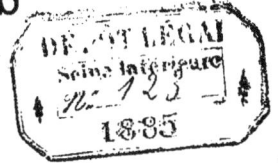

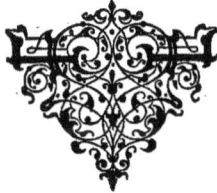

ROUEN

MÉTÉRIE, LIBRAIRE-ÉDITEUR

11, rue Jeanne-Darc, 11.

—

1885

Extrait du Bulletin de l'Académie des Sciences,

Belles-Lettres et Arts de Rouen

Tiré à cent exemplaires

SAINT-VALERY-EN-CAUX

ET

SES CAPITAINES GARDE-COSTES

DU XVIe AU XVIIIe SIÈCLE

—

Une heureuse circonstance m'a fait découvrir il y a deux ans, dans le dossier de la famille de Bréauté, déposé aux archives départementales du Calvados (1), un certain nombre de documents des XVIe et XVIIe siècles, relatifs à Saint-Valery-en-Caux et à ses Capitaines.

Mon attention, dès cette époque, avait été appelée par les désignations de « Capitaines de Saint-Valery et des côtes du pays de Caux » que j'avais trouvées accolées aux noms de certains membres de cette noble famille, dont j'ai raconté ailleurs les illustrations et les services (2);

(1) Nous sommes heureux d'avoir ici l'occasion d'exprimer à notre obligeant collègue et ami, M. E. Chatel, archiviste du Calvados, toute notre gratitude pour la bonne grâce avec laquelle il a mis ses archives à notre disposition.

(2) Introduction à l'*Anniversaire de Messire Adrian de Bréauté* et à l'*Oratio Joannis Roenni*, publiés par la Société des bibliophiles normands 1882, LXVI.

ces documents m'en fournissaient l'explication et me rendaient un compte à peu près exact de l'étendue et de la portée de ces fonctions. Ils offrent donc de l'intérêt comme tout ce qui rappelle une institution disparue, qui a joué un certain rôle dans la vie de nos aïeux.

I

Ce titre de *Capitaine des côtes de la mer* se rattache à l'obligation imposée de tout temps aux habitants de nos paroisses riveraines du littoral de se prêter à un service spécial de surveillance connu sous le nom de *guet de la mer.*

L'ordonnance de la marine du mois d'août 1681 le règlemente dans le titre VI de son IVe livre, de même que le titre V parle des commandants institués pour diriger cette surveillance, désignés dès cette époque et même plus tôt, comme nous le verrons, sous le nom de *Capitaines garde-côtes.*

Valin, dans son commentaire bien connu de cette ordonnance, fournit sur ces deux institutions des détails remplis d'intérêt. Il rapporte le texte des différentes ordonnances intervenues postérieurement, depuis celle du 28 janvier 1716 jusqu'à celle du 14 avril 1758.

Un auteur contemporain, M. Hippeau, dans la publication si précieuse qu'il a faite de documents tirés des archives du château d'Harcourt, a inséré au premier volume de son *Gouvernement de Normandie au XVIIe et au XVIIIe siècles,* pages 1 à 160, une série de pièces qui jettent un jour tout nouveau sur l'organisation du service des garde-côtes. Les dernières sont de l'année 1781.

On y trouve notamment, sous la date de 1784, un mémoire adressé par le duc d'Aiguillon au maréchal duc de Richelieu, dont plusieurs passages sont curieux à rappeler (1).

« Les habitants des paroisses maritimes ne sont connus sous la dénomination de *milices garde-côtes* que depuis le commencement de ce siècle, et avant ce temps-là ils ont été seulement dénommés habitants *des paroisses sujettes au guet de la mer*. Ils étaient tenus, en conséquence, de faire la garde de la côte et ils dépendaient de l'amiral de France. »

Le mémoire précise les causes qui déterminèrent, en 1701, à leur donner une organisation plus complète, sous la menace des « armements des Anglais et des Hollandais »; il rappelle les améliorations introduites par l'ordonnance de 1716, les règlements particuliers édictés à la suite, pour « déterminer les paroisses maritimes sujettes à la garde-côte, lesquelles n'étaient désignées auparavant que par celles dont les clochers ne se trouvaient pas éloignés de plus de deux lieues des bord. de la mer et faire connaître, par le dénombrement, les paroisses exemptes du tirage de la milice de terre, dont elles ont joui de tout temps. »

Le mémoire poursuit en rappelant l'organisation nouvelle de 1756, sous l'influence du maréchal de Belle-Isle, et comment à cette époque, « on fit fournir, aux frais du roi, aux garde-côtes des fusils uniformes et de calibre

(1) Page 142.

des baïonnettes et des gibernes, et on donna en même temps une instruction concernant l'exercice de ces milices, qui différait peu de celui de l'infanterie. »

Il rappelle l'ordonnance du 5 juin 1757, applicable à la Normandie, et résume les dispositions principales, qui en font parfaitement comprendre le mécanisme.

« Elle règle la composition des capitaineries et des compagnies, la police et la discipline qui doivent y être observées, le temps de service de chaque soldat garde-côtes pendant lequel il ne peut contracter d'engagement dans les troupes de terre ou de mer, et l'uniforme prescrit pour ces milices (1). Les règlements intervenus à la suite de cette ordonnance fixent le temps des revues d'inspection et d'exercice, le renouvellement de l'habillement uniforme tous les six ans aux frais du roi ; les appointements annuels des inspecteurs et des officiers de l'Etat-major, la solde des compagnies détachées, assemblées pour un service extraordinaire, et ils attribuent à tous les officiers des compagnies détachées les privilèges qui

(1) L'art. 36 de l'ordonnance de 1757 donne aux garde-côtes l'uniforme blanc avec petit parement aux manches et collet bleu, et boutons jaunes, chapeau bordé de laine blanche.

Un rapport de M. de Mathan, du 5 novembre 1780, rappelé dans le 1er volume du *Gouvernement de Normandie aux* XVIIe et XVIIIe *siècles*, p. 108, donne aux capitaines et lieutenants du guet commissionnés, un chapeau uni bordé de noir avec bouton uniforme, habit tout bleu sans revers à la française, comme les invalides, garni de boutons uniformes des canonniers garde-côtes, les capitaines distingués par trois boutons sur les manches, les lieutenants sans boutons sur les manches.

Les canonniers garde-côtes et leurs officiers portaient le même uniforme avec revers vert de mer.

n'étaient accordés qu'aux trois officiers-majors des capitaineries par le règlement de 1716, lesquels consistent
en l'exemption de tutelle, curatelle, nomination à icelles
et de toutes charges de villes, ban et arrière-ban. »

Ce rapport ajoute qu'en 1760, on forma un corps de
canonniers dans chaque capitainerie « lesquels se rendaient par détachement, aux lieux indiqués, pour être
exercés au canonnage par les canonniers du corps
royal. »

Il se termine par des considérations fort justes sur
la nature des services et la force de résistance que pou-
vaient offrir des troupes réunies dans ces conditions. Le
duc d'Aiguillon les précise avec beaucoup de netteté. J'y
relève cette indication que les garde-côtes ne commen-
çaient à recevoir de solde que lorsque la durée de leur
rassemblement se prolongeait plus de quatre jours.

Tous ces renseignements sont d'accord avec l'histoire.
Le service des garde-côtes ne fut pas en effet créé par
Louis XIV ; il ne semble toutefois pas exact, comme on
en aura la preuve dans cette notice, que le nom de garde-
côte donné à cette milice spéciale ne date que de l'ordonnance de la Marine. Depuis longtemps, l'institution et
le nom étaient passés dans les mœurs de notre pays nor-
mand.

Des ordonnances de 1517, de 1543, de 1584, rappelées
par Valin, avaient réglementé l'obligation des paroisses
riveraines de la mer, de faire le guet sur la côte. Elles
prescrivaient déjà le mode des signaux, « de jour par
fumée et de nuit par feu » ; elles ordonnaient aux habi-

tants « de s'armer et embastonner comme il appartient » en vue du service qui leur était imposé.

Au XVIIIᵉ siècle, le développement de la centralisation administrative s'accusa par les ordonnances dont nous avons rappelé déjà quelques-unes des dates et notamment par un règlement du 15 février 1758, qui avait divisé la Normandie, au point de vue de ce service, en trois grandes subdivisions, sous le nom de *haute, moyenne et basse Normandie*.

Toutes les paroisses du pays de Caux, jusqu'à une distance moyenne de deux lieues de la côte, faisaient partie de la division de *Haute-Normandie*. Elle embrassait onze capitaineries et soixante compagnies, dont le contingent, fixé pour chacune à 80 hommes, était fourni par une agglomération de trois à quatre paroisses affectées au recrutement de chaque compagnie. C'était donc un total de 4,800 hommes, armés et équipés d'une manière un peu sommaire, mais qui n'en étaient pas moins capables de rendre de réels services.

A cette époque, la capitainerie de Saint-Valery donnait au capitaine général le commandement de huit compagnies portant le nom de leurs lieux de rassemblement qui étaient Néville, Ocqueville, Sainte-Colombe, Saint-Valery, Manneville-ès-Plains, Mesnil-Geffroy, Iclon et la Chapelle-sur-Dun.

Plus tard, en 1762, l'organisation fut légèrement modifiée : le personnel de chaque capitainerie comprit tout à la fois une compagnie de *canonniers* spécialement chargée du service des batteries élevées sur la côte pour la protection des lieux de débarquement et prise parmi les habitants du littoral, et des compagnies de *fusiliers* fournies par les paroisses de l'intérieur (1). Il y avait en plus les compagnies du guet.

Cette classification fut elle-même encore modifiée dans ses dénominations et ses circonscriptions par une ordonnance du 13 décembre 1778. Les capitaineries reçurent le nom de *divisions*, les capitaines-généraux celui de *chefs de division*, grade qui équivalait à celui de lieutenant-colonel (art. 6 de l'ordonnance du 5 juin 1757), et auquel était réuni le titre de capitaine d'une des compagnies de canonniers de la division (2).

---

(1) Hippeau. Le *Gouvernement de Normandie*, t, I, p, 152.

(2) J'en trouve la preuve dans la commission de chef de la division de Saint-Valery, accordée le 1er mars 1779 à mon arrière grand père. Il avait obtenu le 6 mars 1755 commission de capitaine de la compagnie d'infanterie de Manneville, et le 4 février 1758, de la compagnie de Mesnil-Geofroy. En voici le texte :

PROVINCE DE NORMANDIE

DIRECTION D'ARTILLERIE DU HAVRE

DIVISION DE SAINT-VALLERY

Commission de chef de la dite division et de capitaine de la compagnie de canonniers de Cany, pour le Sr René Jean Langlois d'Etaintot.

Louis, par la grace de Dieu roi de France et de Navarre a notre cher et bien amé le Sr *René Jean Langlois d'Etaintot*. Salut. Par notre ordonnance du *13 décembre dernier* et notre règlement du nous avons jugé à propos de fixer le nombre des divisions et compagnies de canonniers garde cotes de la province *de Normandie* et ayant fait choix de votre personne pour remplir la place de chef de la division *de Saint Vallery* et de capitaine de canonniers garde cotes de la compagnie *de Cany* direction d'artillerie *du Havre* ladite place étant *établie en vertu de la dite ordonnance* sur les bons témoignages qui nous ont été rendus de votre

Nous avons donné sous la note précédente le texte d'une commission de chef de division de garde-côtes que nous possédons dans nos archives. Elle date de 1779 et s'applique à la division de Saint-Valery; elle montre en action l'organisation des garde-côtes et leurs attributions à la fin du XVIIIe siècle, et offrira une comparaison intéressante avec le texte des commissions du XVIe siècle, que nous rapporterons plus loin.

capacité et expérience au fait des armes et fidélité à notre service. A ces causes, et autres à ce nous mouvans, nous vous avons commis ordonné et établi ; et par ces présentes signées de notre main, commettons, ordonnons et établissons chef de ladite division *de Saint-Vallery* capitaine de ladite compagnie *de Cany* pour, en ladite qualité, et dans l'étendue des compagnies qui composent ladite division, commander sous mon autorité et celle de l'amiral de France, et les ordres du gouverneur ou commandant général en notre province *de Normandie* et de l'inspecteur général des canonniers garde cotes dans le département duquel se trouve comprise ladite division ; veiller soigneusement et pourvoir à la sûreté et défense desdites cotes, faire exécuter les exercices généraux et particuliers et maintenir en si bon ordre de service les compagnies de canonniers garde cotes et de compagnies postiches ou du guet dépendant de ladite division, que nous n'en puissions recevoir de plaintes, faire faire le guet et garde pour empêcher la descente et desseins d'ennemis et pirates, et se conformer au surplus à nosdites ordonnances et règlements ; tenir ladite place et dorénavant en jouir par led. Sr *René Jean Langlois d'Etaintot*, aux honneurs, autorités, prerogatives, prééminences, franchises, libertés, privilèges, exemptions, immunités et appointements y appartenant, conformément à ladite ordonnance et ce tant qu'il nous plaira. Mandons à notre très cher et très amé cousin le duc de Penthièvre, amiral de France, qu'après qu'il aura pris et reçu le serment dudit Sr *Langlois d'Etaintot* en tel cas requis et accoutumé, au gouverneur et commandant général en notre dite province, et à l'inspecteur général desdits canonniers garde cotes de le faire reconnaître et obéir en ladite qualité de tous ceux et ainsi

Le chef de division relève directement de l'amiral de France et du gouverneur de la province. Il n'a d'autre supérieur hiérarchique que l'inspecteur général des garde-côtes. Il reçoit commandement de « veiller soigneusement et pourvoir à la sureté et défense des cotes, faire exécuter les exercices généraux et particuliers et maintenir en si bon ordre de service les compagnies de canonniers garde cotes et de compagnies

qu'il appartiendra. Car tel est notre plaisir. En témoin de quoi nous avons fait mettre notre scel à ces dites présentes. Donné à *Versailles* le *premier* jour *de mars* l'an de grace mil sept cent *soixante-dix-neuf* et de notre règne le *sixième*.

(Signé) *Louis.*
Par le Roy.
Le P. de Montbarey.
(Scellé du sceau de cire jaune).

Dans le bas et en marge, on lit :

Le duc de Penthièvre, amiral de France. Vu la commission ci-dessus, accordée par le roi au Sr *René Jean Langlois d'Etaintot* mandons et ordonnons à tous ceux sur qui notre pouvoir s'étend, prions et requérons tous autres de le reconnaître et faire reconnaître en qualité de chef de la division de *Saint Vallery* et de capitaine de la compagnie de canonniers *de Cany* de lui faire obéir de tous ceux et ainsi qu'il appartiendra, après qu'il aura prêté le serment entre les mains de notre lieutenant de l'amirauté et fait enregistrer la présente commission au greffe de l'amirauté du ressort. Fait à *Paris* le *premier d'avril* mil sept cent *quatre vingt.*

L. J. M. de Bourbon.
Par son altesse sérénissime.
Ducoudray.

(On lit au dos)

Le Sr René Jean Langlois d'Etaintot a prêté le serment au cas requis devant M. le lieutenant du siège de l'amirauté de Saint-Vallery en Caux et la présente commission a été enregistrée au greffe dudit siège le 13 avril 1780 par moi greffier soussigné.

(Signé) Grenier.

postiches ou du guet dépendans de la division, que le Roi n'en puisse recevoir de plaintes, faire faire le guet et garde pour empêcher la descente et desseins d'ennemis et pirates. »

Toute l'organisation des garde-côtes est là.

Nos côtes étaient couvertes de batteries sur tous les points où une descente était possible et de corps de garde d'où chaque jour un détachement observait la mer, prêt à donner les signaux qui devaient provoquer le rassemblement des compagnies.

La carte de Cassini note l'emplacement de toutes les batteries avec le nombre de leurs canons, et l'emplacement des corps de garde. A ne prendre que la capitainerie de Saint-Valery, je trouve une batterie de deux canons à Saint-Martin de Veules, et à l'entrée du port de Saint-Valery, une batterie de 4 pièces de 24 à droite, et 2 batteries de 2 pièces de 24 à gauche.

J'ai entre les mains un ordre de service envoyé le 12 juin 1781 par le marquis de Beuvron à toutes les divisions de la Haute-Normandie, et il vaut la peine d'être reproduit en entier, parce qu'il précise les conditions dans lesquelles se faisait le service des garde-côtes, à une époque où les préoccupations militaires qui agitaient le pays avaient conduit des chefs intelligents à lui faire produire son maximum d'utilité (1).

(1) INSTRUCTION PARTICULIÈRE POUR LE SERVICE DES DIVISIONS AU 1er JUILLET 1781, A LA FIN DES ÉCOLES.

Ordre de service des canonniers garde-côtes
12 juin 1781

Le service de la coste est distribué de manière à pourvoir au ser-

J'ai également entre les mains un « *Règlement de service aux écoles d'artillerie de Dieppe et du Havre* pour chaque deux mois d'hiver de 1781 à 1782 pour les deux divisions de canonniers garde cotes. »

Il est signé à Rouen, 26 octobre 1781, par Chambon

vice des batteries et postes d'observations en raison de 3 canonniers gardes-côtes par deux compagnies et de six hommes du guet.

Par cet arrangement, le service de chaque canonnier à son tour est à peu près d'un jour par mois.

Les officiers du guet prendront les ordres et rendront compte au capitaine des canonniers et les capitaines aux chefs de division qui rendront compte à l'inspecteur général pour ce qui concerne la formation et l'administration de leur division, au directeur général d'artillerie pour tout ce qui concerne les batteries, pavillons et leur service.

Le chef de division répondra de la sûreté de la côte et de son service dans l'étendue de sa division qui lui est particulièrement déterminée, où il doit se trouver selon l'état deux batteries deux postes d'observations.

Il est joint aux 3 canonniers aux batteries trois hommes du guet pour aider au besoin à leur service subordonnément aux canonniers; les trois hommes de pavillons sont destinés à faire le rapport aux batteries des découvertes du gardien du pavillon et la totalité des hommes du guet pour passer les ordres et avis de poste en poste.

Chaque chef de division déterminera le poste de nuit aux hommes du guet selon les corps de garde et à leur défaut les maisons les plus prochaines, afin de les reporter à la pointe du jour au poste de la côte. Il pourra les faire relever le jour pour leurs besoins de nourriture, mais pendant le jour il y aura toujours un homme de guet au pavillon, et, à son avertissement, tous se rendront à leur poste.

Les chefs de division informeront le directeur d'artillerie des corps de garde et poste qui auraient besoin de feu et de lumière.

Dans les cas d'alerte, les compagnies s'assembleront par deux sur les hauteurs voisines des batteries qui leur sont confiées.

Les hommes du guet et les habitans appelés au secours se posteront sur les hauteurs prolongeant les vallées où il n'entrera que le

de la Barthe, et prouve avec quel soin on s'occupait de la formation des canonniers.

Des inspections régulières tenaient tout ce personnel en parfait état, et je n'en veux d'autres preuves que la lettre qu'écrivait le chevalier du Tertre au duc d'Harcourt, au retour d'une de ses tournées, le 17 octobre 1781 (1).

« ... Je n'ai, Monsieur le Duc, que les plus grands éloges à vous en faire. Je peux vous assurer avoir vu avec étonnement leur instruction, leur ensemble et même la tenue et l'air militaire qu'acquièrent les paysans que l'on ne rassemble que tous les quinze jours. Messieurs les chefs de division sont parfaitement bien composés et se donnent une peine et des soins infinis pour leur métier... »

Tel était l'état de nos gardes-côtes au moment de la Révolution ; nous allons maintenant rechercher ce qu'ils

détachements que le chef de division ou le capitaine le plus ancien jugera à propos pour soutenir la batterie.

Les deux divisions de Montivilliers et de Harfleur fourniront pareillement aux autres divisions, trois canonniers par deux compagnies et six hommes du guet pour le service journalier du Havre.

Ce qui composera sur les deux divisions :

12 canonniers.

24 hommes du guet.

Le service journalier sera déterminé ainsi que les mouvements de ces deux divisions par les ordres de M. le comte de Beauvoir.

Pour copie :

Harcourt-Beuvron.

Conforme à l'original.

(Signé) : Chambon de la Barthe.

(1) *Le gouvernement de Normandie*, t. I, p. 114.

étaient deux siècles plus tôt, et sans plus nous attarder, nous ne retiendrons des détails où nous venons d'entrer que ce qui est nécessaire comme terme de comparaison avec les documents que nous avons retrouvés à Caen.

II

Les premiers sont relatifs aux démarches faites par Adrien de Bréauté, sire et châtelain de Néville, vicomte de Hotot-en-Auge, pour être investi du titre de capitaine de Saint-Valery-en-Caux qu'avait possédé avant lui son père, décédé le 23 juin 1557 (1).

Nous avons retrouvé les lettres de provision que ce dernier obtint, comme déjà les avaient obtenues ses aïeux (2). Elles émanaient directement de l'amiral de Colligny et furent délivrées le 23 may 1553, en voici le texte :

« Gaspar de Colligny, baron dudit lieu, s^r de Chastillon-sur-Loing, chevalier de l'ordre du Roy, conseiller au privé conseil dudit seigneur, gouverneur et son lieutenant général en ses ville de Parys et pays de Lisle de France, cappitaine de cent hommes d'armes de ses ordonnances, à Adrien, sire de Bréauté, Sr de Néville, salut.

« Comme pour la conservation sureté et deffence du pays de Caux et obvier aux surprinses et descentes que

---

(1) Dans notre Introduction à l'*Anniversaire d'Adrien de Bréauté*, nous rapportons l'inscription gravée sur sa dalle tumulaire.

(2) « Pour ce que ses prédécesseurs l'ont tenu fort longuement. » (Lettre du cardinal de Chastillon à M. de Moy, citée plus loin).

les ennemys y peuvent faire ayent tousiours par cyde-
vant durant les guerres esté ordonnez pour la garde des
portz havres et descentes dudict pays aulcuns gentils
hommes prochains des lieux et en la fidélité, suffisance
et vaillantise desquelz lon ayet eu parfaite confiance, ce
qui maintenant est d'autant plus requis et nécessaire que
les ennemys font leurs effortz d'offenser, endomager et
surprendre les pays et subjects du roy nostre dit seigneur, nous à ces causes et pour la parfaite confiance que
nous avons de votre personne, loyauté vigillance et expérience, vous avons commis et depputé, commettons et
depputons par ces présentes tant pour la garde des ports
et havres de Saint-Vallery et Veulles pour faire rellever
et mettre en état de deffense les remparts et fortiffications
d'iceulx par ceulx et ainsy qu'il a esté tousjours par
cy devant accoustumé, que pour lever et assembler les
habitants le long de la coste de la mer, assister aux
monstres et reveues d'icelles, affin de les faire tenir en
bon et suffisant estat de deffense et en eslire et choisir
ceulx et par tel nombre que verrez estre convenable
dont ferez rolle et mettrez ordre pour les mener et conduire là ou affaire surviendra et besoing y sera; en
oustre pour avoir l'œil et regard que ausdites monstres
et à faire les rempars le long de la dite coste il ne se fasse
abus et que le toult y soyt bien et deuement faict, de ce
faire nous vous avons donné pouvoir commission et
mandement en mandant par ces dites présentes à tous
les justicyers, officiers du roy nostre dit seigneur et de
l'amyraulté et à ceulx qui ont commission pour faire
les monstres et rampartz audict pays de Caux que à

vous, au faict de nostre présente commission, ils obéys-
sent et entendent et vous prestent et donnent conseil
confort et ayde si mestier est et requis en sont. En tesmoing de quoy nous avons signé ces présentes de nostre
main et à y celluy faict mettre le scel de nos armes.
Faict à Parys ce vingt et troisiesme jour de may l'an
mil cinq centz cinquante troys. Signé de Coulligny et
plus bas estoit escript : par monseigneur de Chastillon
amyral de France, signé Dupré ung paraphe et scellé
de cyre rouge (1) ».

Ces lettres établissent l'existence de fortifications
à Saint-Vallery ; qu'on n'oublie pas qu'à cette époque
un auteur du cru traite les ports de Saint-Valery et
Veules de ports très fréquentés et très remplis de navires « celeberrimos et navium plenissimos » (2). Elles
font en même temps saisir l'étendue considérable du
pouvoir des capitaines garde-côtes, toutes les fois qu'une
guerre imminente exigeait un déploiement inusité de
mesures de précaution.

Le mauvais état des fortifications de Saint-Valery
était attesté par le libellé d'une commission que, dès le
dernier février 1553, Coligny avait adressé de Chastillon-sur-Loing au sire de Bréauté.

« Comme ainsy soit que nous avons esté advertis par
nos officiers de l'admiralité au havre de Saint-Vallery
en Normendie que la pluspart de la muraille et fortiffica-
tion faitte audit havre est tombée par terre et l'artillerie

(1) Copie collationnée par Bouic et Dalou, tabellions royaux à Cany,
le 12 avril avant Pâques, 1554.

(2) *Oratio Joannis Roenni* (ut suprà C. 11).

dudit lieu gastée à faulte de la mettre à couvert et que à ceste cause et pour prévenir plus grande perte et desmolition, il est besoing de promptement pourveoir et faire plusieurs choses nécessaires audit havre pour la conservation et deffense d'icelluy, ce qui ne se peult faire si les habitants dudict Saint-Vallery et aultres subjects au guet dudit havre n'y aident et ne se cotissent pour y satisfaire comme pour chose estans pour eulx mesmes, à quoy pour le deub de nostre charge d'amyral nous debvons avoir l'œil, pour ce est-il que nous confians à plain à vos sens, suffisance, prudhommie et bonne dilligence, vous avons commis ordonné et depputé, commettons ordonnons et depputons pour conduire et ordonner les dites réparations et fortiffications et cottiser avec nos officiers et principaux dudict Sainct Vallery les dicts habitants et subjects au guet d'icelle, pourveu toutesfois que la dite assiette se fasse du grey et consentement des dessus dicts ou de partie d'iceulx, et à ce faire et souffrir contraindre les dessus dicts par toutes voyes deues et raisonnables... (1).

Nous ne savons si les habitants mirent beaucoup d'empressement à se cotiser, mais le 17 septembre 1554, Martin du Bellay, seigneur de Langey, lieutenant-général au gouvernement de Normandie, en l'absence du Dauphin et du duc de Bouillon, appelé sur les lieux pour les devoirs de sa charge, signait à Houdetot une commission adressée à M. de Bréauté, et déterminait

(1) Copie collationnée le 27 mars 1554 par Lehuré et Lefebvre, tabellions à Bernay et Maneval. — Adrien de Bréauté était à cette date seigneur et vicomte de Menneval près Bernay.

les paroisses dont les habitants devaient être appelés à
« besongner au port de Saint-Vallery. »

« Parce que nous sommes peu résolus et quasi incer-
tains de l'estat que pourront prendre les affaires de
France et d'Angleterre et qu'il est de besoing cependant
se tenir sur ses gardes et faire réparer et fortiffier les
havres et descentes dudit pais pour obvier aux incon-
véniens qui s'en pourroient advenir. A cette cause nous
vous mandons et enjoignons par ces présentes que faictes
besongner au port de Saint Vallery en Caux aux réparations et fortiffications d'icelluy les villages cy après
déclarés :

« A scavoir les manans et habitans dudict Saint-
Vallery, de Maneville, Gueteville, Angians, Sainte-
Colombe, Rosay (Drosay), Flamanville, Crasville, Cal-
leville, Pleinesève et Ingouville (1). »

Nos documents chôment jusqu'à la mort de ce premier
sire de Bréauté survenue, comme nous l'avons dit, en
1557.

A sa mort, nous ignorons par quelle circonstance ce
ne fut pas son fils, malgré ses services déjà anciens, qui
fut revêtu de cette dignité de capitaine de Saint-Vallery,
mais un sieur de la Heunière, chevalier de l'ordre, dont
malgré nos recherches, nous n'avons pu autrement pré-
ciser l'individualité.

M. de la Heunière ne jouit que quelques mois de sa
commission ; et dès qu'Adrien II de Bréauté apprit sa
mort, il fit des démarches actives pour que ce titre de

(1) Lettre originale signée « Martin du Bellay » avec sceau de cire
rouge en placart au-dessous.

capitaine de Saint-Vallery et Veules le long de la coste de Caux ne s'égarât pas une seconde fois.

Il invoqua à cette occasion la recommandation du cardinal de Chastillon. Odet de Coligny, le frère de l'amiral, qui, chose à noter et bien que la charge fût à cette date à la nomination de l'amiral, en parla néanmoins au roi, et obtint de lui la grâce sollicitée par M. de Bréauté.

Il se hâta d'en informer celui-ci par lettre close datée de Paris, 8 janvier 1557 (1) et en écrivit à M. de la Mailleraie, vice-amiral de France (2), chargé, en l'absence de l'amiral de Coligny, d'expédier et signer la commission.

(1) Cette lettre et les suivantes sont de 1558. Jusqu'en 1564, l'année commençait à Pâques.

« Monsʳ de Bréautté suyvant la lettre que vous m'avez escripte j'ay parlé au roy de vous pourveoir de l'estat qu'avoit feu vostre père à Vallery en Caux ce que sa Maiesté m'a accordé ainsy que vous pourrez entendre plus amplement par ce porteur et comme ledit seigneur en escript à ceste fin à monsʳ de la Mailleraie en l'absence de mondit seigneur l'admiral vous advisant au demeurant que je seray tousjours bien ayse de vous faire plaisir quand il se présentera quelque autre occasion et d'aussi bon cueur que je prie Dieu vous donner monsʳ de Bréautté sa sainte et digne grace. De Paris ce vıııᵉ jour de janvier 1557.

Le tout votre
Le cardᵃˡ de Chastillon.

A Monsieur de Bréautté capitaine de gens de pied françois »

(2) Cette lettre contient quelques particularités intéressantes.

« Monsʳ de la Mailleraye, le sʳ de Bréautté estant adverty de la mort du sʳ de la Heunyère à qui monsʳ l'admiral avoit donné la capitainerie de Saint-Vallery et Veulles le long de la coste de Caux vacante na pas longtemps par le deceds du feu sieur de Breautté son père, a envoyé vers moy pour le prier de le faire pourvoir de la dicte

M. de la Mailleraie était trop proche parent de M. de Bréauté, son neveu à la mode de Bretagne (1), pour la lui faire attendre, et les lettres de commission, calquées sur le texte de 1553, furent délivrées dès le 19 janvier 1557 (2).

La lettre du cardinal de Chastillon est adressée à M. de Bréauté, « capitaine de gens de pied François » ; toutefois un certificat de l'amiral de Coligny, daté à Abbeville, du 3 avril 1557, constate, qu'à l'exemple de son père, qui, à la fin de 1551, était couché sur les rôles

cappitainerie laquelle il doit recouvrer tant pour l'affection qu'il a de faire service au roy en cest estat qu'aussy parce que ses prédécesseurs l'ont tenu fort longuement ce que j'ay faict entendre au roy qui le trouve fort bien et pource que je désire garder la pocession que les admiraulx de France ont tousjours maintenue de fournir à telles cappitaineries, je pense que ce sera pour le myeulx que vous comme visadmyral expediez audit sr de Bréauté les lettres de provision requises Je vous ay bien voullu escrire la présente pour vous prier monsr de la Mailleraye de les luy faire depescher et le faire jouir de ladite cappitainerye suyvant l'intention du roy et comme je m'assure que mondit sr l'admiral fairoit s'il estoit par deça ; sur ce me recommandant bien fort à votre bonne grace et priant le créateur vous donner monsr de la Mailleraye bonne et longue vie, le dixième jour de janvier mil cinq cents cinquante sept. Ainsi signé vostre bon amy le cardinal de Chastillon. Et sur le dos estoit escript à monsr de la Mailleraye visadmiral de France ».

(Collationné par Rabasse tenant la juridiction de l'amirauté a Saint-Vallery le 11 janvier 1557.)

(I) Jeanne de la Haye, mère d'Adrien de Bréauté, était fille de Jossine de Moy, fille de Jacques, seigneur de la Mailleraie et de Jacqueline d'Estouteville.

(2) Elles sont datées de la Mailleraie avec le sceau du vice-amiral apposé en placart, écartelé au 1 et 4 de Moy, au 2 d'Estouteville, au 3 de Montmorency, avec la légende tracée en caractères gothiques : messire Charles de Moy.

de l'amirauté comme capitaine de la « nef maistresse »,
Adrien II de Bréauté était « cappitaine ordinaire de la
marine couché en l'estat ordinaire d'icelle et payé de
ses gaiges tout ainsy que les autres comprins en icelluy
estat... »

A peine fut-il installé dans ses fonctions de capitaine
des côtes de la mer, qu'il s'occupa sérieusement de dres-
ser l'état des paroisses comprises dans sa commission et
des hommes soumis à son commandement.

La « monstre » en fut dressée le 8 juin 1557, en présence du lieutenant, du procureur et du greffier de l'amirauté.

Adrien de Bréauté y figure avec ses titres de capitaine
de la nef maistresse et le long de la coste de Caux et des
ports et havres de Saint-Vallery et Veulles. Nous verrons bientôt ajouter à cette nomenclature le fameux port
de Lucette ou Sallucette, situé dans une dépression de
la falaise entre Saint-Valery et Veulettes (1). Onze
paroisses sont successivement appelées comme sujettes
au guet de Saint-Vallery, ce sont exactement celles qui
étaient déjà portées dans la lettre de Martin du Bellay
de 1554.

A Saint-Vallery, se trouvait l'état-major de la compagnie commandée par Adrien Le Breton, capitaine de
trois cents hommes, Laurent Cotterel centenier, Nicolas
Cappelain, porte-enseigne, un sergent de bande, Jehan
Maupas, un tambour et un trompette, 56 hommes armés
d'hacquebutte et d'épée, 1 canonnier, et Regnault Pupin
avec la qualité de « *clerc du guet* et *barbier*. »

(1) La carte de Cassini l'appelle *Sunecette*.

Le clerc du guet était un des fonctionnaires importants de la capitainerie, et ses fonctions sont rappelées par l'art. 4 du titre V, livre IV, de l'ordonnance de la marine.

On comptait 27 picquiers avec épée, deux desquels avaient en plus une arbalète, et un une callemoigne (?).

La montre parle encore de 125 habitants armés de hallebarde, rondelle et épée, mais non élus aux précédentes montres, de 17 hallebardiers, et de 155 picquiers.

Il restait encore 51 habitants en état de porter les armes, ils sont invités à « se fournir de bastons et armes pour la revue trouvée à tenir dymence prochain audit lieu de saint Vallery sous peine d'amende et de pugnition corporelle. »

Enfin le rôle parle de 17 « pihonniers anciens : »

A Angiens, le rôle fait figurer « Jehan le Carpentier, centenier, armé de hacquebutte, » Jehan Pesquet, sergent de bande, armé de hallebarde et épée, 15 soldats avec hacquebutte et épée, et 18 « picquiers ayant et chacun une picque et une espée. »

A Flamanville et Catteville, 9 hommes armés d'hacquebutte et épée, 15 armés de pique et d'épée.

A Crasville-la-Mallet, 1 fifre, 1 tambour, 6 hommes armés d'hacquebutte et épée, 6 picquiers avec picque et épée.

A Drosay, Jehan Gaillandre « centenier dudit lieu de Drosay, Sainte-Colombe, Crasville, Flamanville et Ingouville » 1 fifre, 1 tambour, 16 harquebasiers, 17 picquiers.

A Cailleville, 1 tambour, 1 enseigne, 1 caporal, 4 harquebusiers, 20 picquiers.

A Gueutteville, 1 caporal porte-enseigne, 1 tambour, 9 harquebusiers, 18 picquiers.

A Ingouville, 1 caporal, 1 enseigne, 2 tambours, 6 harquebusiers, 20 picquiers.

A Sainte-Colombe, 1 caporal, 2 harquebusiers, 20 picquiers.

A Pleinesève, 1 caporal, 1 tambour, 5 harquebusiers, 6 picquiers.

A Manneville, 1 caporal, 1 tambour, 11 harquebusiers et 12 picquiers.

Soit, sans compter l'état-major des compagnies et les sous-officiers, 139 harquebusiers et 182 picquiers et en plus les habitans de Saint-Valery non élus aux montres ; il semble même que les paroisses n'avaient pas fourni leur plein contingent , car on lit à la fin de cette partie de la revue « et ordonné par Regnauld Ouin bailler estiquette des noms et surnoms des personnes solvables et suffisants pour venir à ladite monstre et mettre iceux au greffe dedans trois jours. »

A la suite de cette montre des hommes sujets au guet de la place de Saint-Valery, vient celle des hommes sujets au guet de Sallucette ou Lucette ; on voit figurer cinq paroisses : Ocqueville, Boville et Sasseville réunies, Saint-Requier et Saint-Sylvin.

La première pour Jehan Ducroq, centenier, 1 caporal, 1 sergent de bande, 1 porte enseigne, 1 tambour, 9 harquebusiers et 30 picquiers ; les secondes, Pierre Boulard, lieutenant, 20 harquebusiers et 19 picquiers ; Saint-

Requier, 1 caporal, 1 tambour, 6 harquebusiers, 17 piquiers ; Saint-Sylvin, 1 caporal, 13 harquebusiers et 8 picquiers, en tout, 48 harquebusiers, 74 picquiers.

Nous avons également sous les yeux une liste des « paroisses subjectes au guet pour la capitainerie de M. de Bréauté. » On compte, à côté des onze que nous avons déjà citées, celles de Néville, Hautot-l'Auvray, Saint-Vaast, Doudeville, Anglesqueville-la-Bras-Long, Veulles, Blosseville, Sotteville, Yquelon, Houdetot, le Mesnil-Geffroy, le Mesnil-Durdent, Bourville, Gonseville, Tonneville, Fulletot, Heberville, et Ermenouville. Nous sommes là bien loin des termes des ordonnances qui n'assujettissaient au guet de la mer que les paroisses à demi-lieue des côtes, bien loin même des deux lieues auxquelles le guet fut étendu plus tard par l'ordonnance de 1681, et cependant cette circonscription était à peu de chose près celle de la capitainerie de Saint-Valery en 1758, avec Gonseville, Fultot, Doudeville, Hautot-l'Auvray et Saint-Vaast en plus, et la Gaillarde, Saint-Pierre-le-Petit et la Chapelle-sur-Dun en moins.

Notre monstre de 1557 ne contient qu'un mot sur le genre d'exercices auxquels cet arrière-ban maritime était assujetti, mais tout incomplètes que sont les mentions qui la terminent, elles nous le font suffisamment connaître.

On y lit en effet : (1)

« Et ordonné que tous harquebusiers (seront fournis d'une) espée et pour chacune haquebute (de livre et)

(1) Nous avons suppléé et mis entre parenthèses les mots rongés par l'humidité.

demye de pouldre et qui (se fourniront également) de
boulets et commandé aux capporal et dizainier de chacune desdites paroisses cy devant nommées faire reveues
de leurs gens dedens Dymence prochain pour tout le
jour ou autre bref jour et iceulx faire exercer au faict
de la guerre tant à tirer de la hacquebutte que jouer de
la picque et qu'ilz soient munis et armez de tout le con-
tenu à leur ordonnance tant de pouldres boullets que
autres choses fournys comme il leur a esté ordonné cy
devant, comme s'il y a autres personnes capables et suf-
fisans que ceulx cy devant nommés gens pour faire service qu'ils ayent chacun à son regard à les employer et
mettre par estat leurs noms, surnoms soubs leurs seings
au greffe dedans trois jours, mesmes qu'ils ayent à tenir
et faire tenir leurs gens prests à marcher en armes à
tous lieux et heures quand l'affaire s'offrira (ou le) temps
le requerra par notre commandement (et s'il) y en a
aulcuns rebelles et désobéissans (commandé au) capporal
et dizainiers qu'ils en facent rec (ueil) pour l'apporter
en justice pour estre (sur ce) procédé ainsy qu'il appartiendra. »

M. de Bréauté avait donc fait de son mieux pour
répondre aux désirs du roi, mais aucun mémoire manus-
crit ne nous permet de faire connaître les services que
ses garde-côtes furent appelés à rendre.

Après sa mort, arrivée en 1603, son fils Adrien III,
le frère de celui qui fut traîtreusement assassiné par
Grosbendonck, fut capitaine des costes de la mer (1).

(1) Les lettres de provision d'Adrien de Bréauté, sᵣ d'Erodeville
« pour la garde et capitainerie de la coste de Saint-Vallery, Veulles

J'ai retrouvé, aux archives de Caen, une lettre que lui écrivait, de Vigny, le 8 avril 1605, le duc de Montmorency, amiral de France. Elle est adressée « à M. de Breauté, capitaine pour le roy en la coste de Lucette, Saint-Vallery et Veulles. »

L'amiral y annonçait son prochain voyage à Rouen, et donnait rendez-vous aux différents capitaines de la coste pour étudier, conformément aux désirs du roi, la réorganisation de ce service. Il engageait M. de Bréauté à apporter avec lui « tous les vieux actes et mémoires » pouvant renseigner à cet égard.

La lettre mérite à ce point de vue d'être reproduite :

« Monsieur de Bréauté incontinent aprez la Quasimodo, j'ay proposé comme aussy j'ay promis au roy de m'acheminer à Rouen (ce que je feray sans faulte) pour y donner ordre à plusieurs affaires de la marine importans grandement le service de sa majesté, et par exprez pour diligemment soigner à la seureté de ses costes maritimes suyvant les divers commandemens qu'elle m'en a faictes et réitéré depuys peu. C'est pourquoy je mande audit lieu et audict temps tous les capitaines desdites costes pour leur en conférer. La présente vous

et port de Lucette » sont signées à Rouen le 10 mai 1605 par Charles de Montmorency, seigneur de Dampville et de Méru, admiral de France et de Bretagne.

Elles sont enregistrées le 17 mai au siège de la table de marbre à Rouen.

Il obtint d'autres commissions du cardinal de Richelieu. datées du 8 juin 1627, après la suppression de la dignité d'amiral par l'édit d'octobre 1626 et la création de la charge de grand maître chef et surintendant de la navigation et commerce de France.

en sera donc pour un expres et particulier advis et pour une instante recommandation de vous y trouver alors tant pour y traiter en ce faict du passé que pour y pourvoir sur l'advenyr au gré de sadite majesté et y apporter avec vous tout ce que vous pourrez réunnir de vieux actes et mémoires touchant ce subject. En quoy me promettant de vous tout le soing et diligence qui y scauroit estre désiré je ne vous en feray point de plus instante ny expresse en charge ny plus longue lettre que prier Dieu Monsieur de Bréauté vous avoir en sa sainte garde et protection. A Vigny le 8 avril 1605.

Vostre plus affectionné et plus asseuré amy (à vous faire service),

De montmorēcy (1) »

L'adresse porte :

Monsieur Monsieur de Bréauté capitaine pour le roy en la coste de Lucette Saint-Vallery et Veulles.

Le même dossier contient encore quelques pièces offrant de l'intérêt,

En 1616, Adrien de Bréauté fait présenter au lieutenant civil et criminel de l'amirauté qui était alors Nicolas Le Picard, escuier, sieur de Saint-Phillebert, des lettres de commission que lui avait adressées l'amiral de Montmorency, le 3 septembre précédent, et par lesquelles ledit seigneur de Bréauté est permis faire édiffier les murailles dudit lieu, lesquelles sont tombées par terre, faire faire des fortiffications nouvelles, s'il y a lieu, mesmes l'artillerie tant de ce dit lieu que du lieu

(1) Les derniers mots entre parenthèses de la main du duc.

de Veulles gasté et transporté par plusieurs personnes, »
et le onze octobre le lieutenant de l'amirauté siégeant
en la cohue et prétoire dudit lieu, rend une décision
d'enregistrement des lettres de l'amiral et ordonne « que
douze des principaulx bourgeois de ce dit lieu de Saint-
Vallery seront faits venir à bref jour pour estre ouys
aux fins desdites réparations et fortifications pour, ce
faict, ordonner qu'il appartiendra et mandement accordé
audit seigneur requérant pour faire venir les déten-
teurs desdits canons appartenans tant à ce bourg que
audit lieu de Veulles pour estre ouys aux fins de l'en-
lèvement et détention d'iceulx. »

Malheureusement l'histoire ne nous apprend pas les
noms de ces audacieux ravisseurs, et ne nous dit pas si
les remparts de Saint-Vallery furent relevés et mis en
état de défense.

Quelques années plus tard, l'amiral de Montmorency (1) se préoccupa encore de l'état du littoral.
C'était en 1621, au moment de la prise d'armes des
protestants. On redoutait une intervention anglaise sur
nos côtes. Il donne à M. de Bréauté les conseils les plus
détaillés sur la réorganisation du guet le long de la
falaise, l'armement des officiers des compagnies et de
chaque espèce de volontaires, mousquetaires, arquebusiers, piquiers, hallebardiers et pionniers. L'appel de
tous les hommes en état de porter les armes était fait
sur les rôles de la taille, et tout le long de la coste des
corps de garde étaient disposés et des foyers préparés

(1) C'était alors le neveu du précédent.

pour annoncer au besoin l'approche de l'ennemi. Cette commission a même cet avantage de donner les limites de la capitainerie qui commençait à Claquedent (à l'extrémité de la falaise vers Paluel) et finissait au port de *Merquens*. Nous croyons que ce petit port à peine visible et qui formait un admirable pendant à celui de Sunecette, était situé entre Epineville et Sotteville, au dessous du Mesnil-Gaillard, en un point que la carte du diocèse de Rouen, appelle *Miergan*, et la carte de l'état major le corps de garde de *Mirargan*.

La lettre de l'amiral est datée de Pezenas, 3 avril 1621 ; on y remarquera textuellement le nom de *garde-cotes*.

« Henry duc de Montmorency et de Dampville pair et admiral de France de Guyenne et de Bretaigne gouverneur et lieutenant général pour le roy en Languedoc au sieur de Bréauté cappitaine de Saint-Vallery Veulles et Lucette *garde coste* depuis Claquedent jusques au port de Mierquens salut. Pour empescher les incursions des pirates et prendre garde qu'aucuns navires et vaisseaux estrangers ne puissent faire descente au préjudice des subjects du roy, sa majesté veult et ordonne qu'en cas suspect et de guerre nous puissions faire faire le guet sur les costes de la mer par des hommes subjects en tel nombre que nous adviserons pour le mieulx à scavoir de jour par fumée et de nuict par signe de feu ainsy qu'en tel cas est accoustumé en contraignant à ce faire les habitants des paroisses subjectes audit guet comme il appartiendra et verrons estre à faire jusques à ce qu'ils ayent obéy. A ces causes nous vous mandons et ordonnons de faire appeler

incontinant et sans délay les habitants des parroisses
scituées à demye lieue de la mer ensemble les autres
qui ont accoustumé de faire le guet à quy que ce soient
puissent appartenir les terres pour désormais et à toutes
les occasions et occurrances faire le guet et garde le
long desdites costes en l'estendue de vostre charge et
se trouver à la monstre que nous avons ordonné estre
publiée le cinquième jour de juin prochain avec les
armes qu'ils sont tenus de porter, scavoir le lieutenant
une pertuisane l'espée et le poignard, l'enseigne l'espée
et le poignard, le tambour l'espée et le poignard, les
mosquetaires un mosquet avec la bandolière, la four-
chette, l'espée et le poignard, une livre de plomb en
balle, quatre brasses de corde à mèche et une livre de
poudre, les arquebusiers l'arquebuse et le poignard,
demy livre de pouldre, une livre de plomb en balles et
quatre brasses de mèche, les picquiers, une pique, l'espée et le poignard, les hallebardiers la hallebarde,
l'espée et le poignard, et les pionniers la pesle et le pic,
et l'apel des hommes faict sur le vieux role de la taille
et sur les derniers rolles ou estiquettes en papier, vous
les establirez en la présence de nos officiers et des clercs
du guet au guet et garde des foyers et aux logis accous-
tumés de faire ledit guet et les ferez visiter en la présence dudit clerc du guet et de nos commis et procu-
reurs de quinze jours en quinze jours pour veoir s'ils
sont en estat dub et s'ils demeurent saisis des armes
que nous leur avons ordonnez et auxquels ils sont tenus
et obligés par lesdites ordonnances sans abus à peine
de l'amende. Sy donnons en mandement à nos vis-

admiraulx et officiers de l'admiraulté de constraindre
à ce les habitans des paroisses subjectes audit guet sui-
vant nos ordonnances et sur les peines y contenues ; en
tesmoing de quoy nous avons signé ces présentes de
nostre main et fait sceler du scel de nos armes et con-
tresigner par l'un de nos secretaires à Pézenas le 3ᵉ jour
d'avril mil six cent vingt un.

Montmorency.

Par mondit seigneur
Juvenel

Sceau en papier. »

L'année suivante, Louis XIII adresse à M. de Bréauté
une lettre pour qu'il se mette à la disposition de M. de
Pompières, chargé de lever et faire équipper « six vaisseaux et une patache, dont nous voulons, dit-il, nous
servir dans les occasions présentes », et les équipages
et armements doivent être empruntés aux ports de Normandie (1).

A cette époque, des précautions particulières avaient
été prises pour éviter que les protestants de notre province vinssent, par un soulèvement local, diviser les
forces du roi. Le duc de Longueville, alors gouverneur
de Normandie, les avait fait désarmer à Rouen et à
Dieppe. On en avait fait de même au Havre-de-Grâce.
Toutefois, M. de Soubise venait de passer en Angleterre
pour solliciter des secours, on craignait un retour
offensif ; le duc de Longueville donna les ordres les plus

(I) Datée de Paris, 20 mars 1622.

pressans aux capitaines garde-côtes de redoubler de vigilance. Voici la lettre que reçut M. de Bréauté.

« Monsieur de Bréauté, sur les advis asseurez que j'ay eus que M. de Soubise est en Angleterre où il faict assembler des gens de guerre et qu'il a desja assez bon nombre d'hommes pour faire un gros à s'embarquer, j'ay voullu vous escrire aussy tost pour que vous renforciez vos gardes et veilliez si soigneusement à la coste qu'il n'y puisse descendre en aucun lieu de l'estendue de vostre charge, ayez aussi l'intelligence requise avec les autres capitaines gardes costes pour bien servir le roy vous tenant advertis les uns les autres de tout ce que vous pourrez descouvrir et empescher que personne ne s'embarque sans avoir mon passeport et ne sorte aulcuns vaisseaux s'ils n'ont congé de monsieur l'admiral ainsy que j'en ay faict renouveler les défences en tous les ports et me donnez advis à toutes occasions de tout ce qui se passera; à quoy m'asseurant que vous ne manquerez de bien faire vostre debvoir je ne vous feray ceste plus longue priant Dieu monsieur de Bréauté qu'il vous ayt en sa saincte garde. Escrit à Avrenches le 13ᵉ jour de juillet 1622

Vostre plus affectionné amy à vous servir

Henry d'Orleans

A monsieur de Bréauté cappitaine de la coste de la mer. »

Aucune attaque ne se produisit. Quelques mois plus tard, le duc de Rohan s'étant laissé désarmer par les propositions du connétable de Lesdiguières, sa soumission entraîna celle de son parti, et fut consacrée par l'édit de pacification du 21 octobre.

Immédiatement, le duc de Longueville donna l'ordre de licencier les garde-côtes. Sa lettre est du 27 novembre.

« Monsieur, l'occasion de faire la garde le long des costes de la mer estant cessée par l'obéissance que les subjects du roy rebelles luy ont rendue, sa majesté veult qu'on lève et qu'on lissentie toutes lesdites gardes qui sont le long desdites costes ce que je n'ay voullu differer je vous escrips pour qu'aussytost la presente receue vous faciez le lissentiement d'icelles qui sont dans l'estendue des vostres et en deschargiez le peuple suyvant l'intention de sa majesté à quoy m'asseurant que vous ne manquerez je ne vous feray ceste plus longue priant Dieu qu'il vous ait Monsieur en sa sainte garde, escript à Lyon le 27ᵉ jour de novembre 1622.

Vostre plus affectionné amy à vous servir.

Henry d'Orléans.

A monsieur de Bréauté, capitaine des gardes costes de la mer ».

Nous arrivons maintenant aux derniers documents qui nous soient passés sous les yeux.

Le 8 janvier 1628 le duc de Longueville écrit à M. de Bréauté de préparer les logements de deux compagnies du régiment de Navarre qui devoient tenir garnison à Saint-Vallery (1). C'était au moment où l'armée royale

(1) La lettre est adressée à M. de Bréauté, capitaine et gouverneur de Saint-Valery-en-Caux.

allait mettre le siége devant la Rochelle ; peut-être appréhendait-on une descente des Anglais ; le peu de succès de leurs efforts pour ravitailler cette ville fit craindre pendant quelques mois un retour offensif sur un autre point de nos côtes, et les capitaines des places maritimes reçurent des ordres pour redoubler de vigilance. Le gouverneur de Saint-Vallery ne fut pas oublié. Le duc de Longueville s'était porté à Dieppe pour s'assurer par lui-même de l'état de cette dernière place, et il écrivait à Bréauté une lettre datée du 28 juillet qui fait bien comprendre le genre de service que l'on attendait de ces compagnies de garde-côtes, improvisées pour ainsi dire chaque fois que les nécessités de la surveillance du littoral exigeaient leur réunion.

« Monsieur, les Anglais se voyant hors d'espérance de pouvoir réussir aucuns de leurs desseins vers la Rochelle à cause du bon ordre que le roy y a mis qui leur en oste les moyens et sa majesté croyant tousiours qu'ils tascheront de faire quelque entreprise ailleurs le plus tost en ceste province, qu'en aucun autre lieu, cela luy a donné occasion de m'y faire revenir pour y donner ordre et pourveoir à la seureté et à moy de vous escripre sur le raport qui m'est faict que l'armée des anglois est prête de faire voylle, affin que vous faciez soigneusement faire le guet en l'estendue de vostre charge faisant des feux la nuict et de la fumée le jour, si vous voyez parroistre l'armée d'Angleterre et me donniez promptement advis combien d'hommes armez subjects à la garde de vostre charge vous me pourrez fournir prests à marcher au premier commandement affin que j'en face estat en cas de besoin et de nécessité. Ceste n'estant à autre fin je ne vous la feray plus longue priant Dieu, monsieur, vous avoir en sa sainte garde. Escript à Dieppe le xxvi jour de juillet 1628.

Vostre plus affectionné à vous servir

Henry d'Orléans.

A Monsieur

Monsieur de Bréauté, cappitaine et gouverneur de Saint-Vallery en Caux et cappitaine de la coste audit lieu ».

Mais bientôt, la soumission de la Rochelle, à la date du 30 octobre 1628, fit évanouir ces craintes, et les garde-côtes purent retourner à leurs travaux des champs.

Les deux dernières pièces de notre dossier font mention de la commission de capitaine et gouverneur des ports de Saint-Vallery, Veulles et Lucette donnée le 8 juin 1627 à M. de Bréauté par le cardinal de Richelieu en sa qualité de grand-maître de la navigation et de celle de capitaine et garde de la coste de Saint-Vallery, Veulles et port de Lucette et autres lieux de la coste de Caux, délivrée le 14 janvier 1654, par le duc de Vendôme, amiral de France, à Gaston-Jean-Baptiste sire de Bréauté, marquis dudit lieu et de Hotot, petit-fils d'Adrien III. Il dut succéder à son grand père, mais quelques mois seulement, car à l'exemple de plusieurs de ses aïeux, d'Adrien Pierre, tué en 1624 sous les murs de Bréda, de Pierre II, tué en 1640 au siége d'Arras, maître de camp du régiment de Picardie, il fut tué la même année 1654, à l'attaque des lignes d'Arras, investi par les Espagnols. Au moins ceux-ci durent-ils lever le siége.

Nos documents s'arrêtent là; le dernier marquis de Bréauté, issu d'une branche cadette, mourut à Lisieux le 1er juillet 1716 : mais nous ne savons s'il avait été investi de la charge que ses aïeux avaient possédée pendant plus d'un siècle.

Nous avons pu reproduire la commission du dernier capitaine général de la capitainerie de Saint-Valery, sous son nouveau titre de chef de division, mais nous n'avons pas réussi à reconstituer la liste de tous ceux qui l'avaient précédé. Notre seul désir a été d'appeler l'attention sur une institution militaire qui paraît à toutes les époques avoir excité les préoccupations du gouvernement et qui, à force d'améliorations successives, n'avait jamais eu plus de cohésion, ni plus d'aptitude à rendre des services qu'au moment même où elle cessa d'exister.

www.ingramcontent.com/pod-product-compliance
Lightning Source LLC
Chambersburg PA
CBHW070921210326

41521CB00010B/2275